DES KYSTES

DU CANAL DE NÜCK

PAR

Le Docteur A. GUILHAUMON

LYON
A. REY, IMPRIMEUR-EDITEUR DE L'UNIVERSITE
4, RUE GENTIL, 4
—
1900

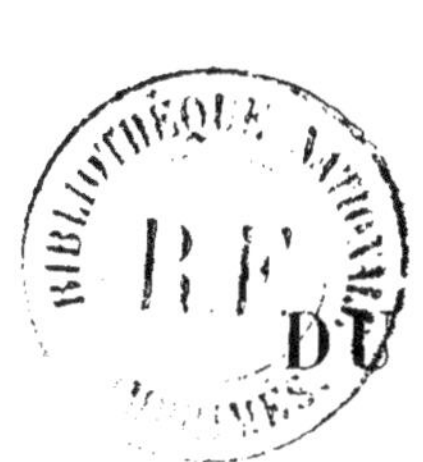

DES KYSTES DU CANAL DE NÜCK

DES KYSTES

DU CANAL DE NÜCK

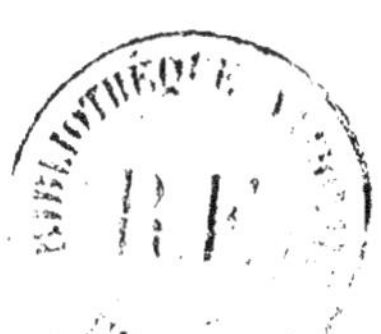

PAR

Le Docteur A. GUILHAUMON

LYON

A. REY, IMPRIMEUR-EDITEUR DE L'UNIVERSITE

4, RUE GENTIL, 4

1900

A MON PÈRE ET A MA MÈRE

Témoignage de ma profonde reconnaissance.

A TOUS MES PARENTS

A MES MAITRES

A MES AMIS

A mon Président de Thèse

M. le Professeur LAROYENNE

Chevalier de la Légion d'honneur.

A M. le Professeur-Agrégé SIRAUD

INTRODUCTION

M. le professeur agrégé Siraud, ayant eu l'occasion d'opérer un kyste du canal de Nück, nous a chargé de compulser les cas analogues, connus déjà dans la science.

Une chose nous a beaucoup frappé pendant ces recherches, c'est l'opinion toute différente, souvent même opposée, de la plupart des auteurs : tandis que certains affirment avoir vu et disséqué le canal de Nück, d'autres nient son existence et certifient ne l'avoir jamais rencontré. C'est pourquoi nous consacrerons le début de notre premier chapitre à l'exposé de ces opinions contradictoires ; nous tâcherons ensuite de prouver que le canal de Nück existe, et nous en donnerons une description embryologique et anatomique.

Mais disons tout de suite ce que nous entendons par kystes du canal de Nück :

On sait que l'hydrocèle, chez la femme, se présente sous la forme d'une tumeur liquide, siégeant dans le trajet inguinal, et à la partie supérieure et externe de la grande lèvre. Toutefois, le siège anatomique de cette tumeur peut être tout différent, suivant les cas : l'hydrocèle s'est développée tantôt dans un vieux sac herniaire, tantôt dans une bourse séreuse accidentelle, tantôt dans le canal de Nück. Nous éliminons d'emblée de notre description les deux premières variétés, et nous n'aurons en vue, dans ce modeste travail, que l'hydrocèle ayant pour siège le canal de Nück : si on lui a donné le nom de kyste, c'est parce que, le plus souvent, elle se présente sous une forme enkystée.

Ceci dit, nous diviserons notre sujet de la façon suivante :

Le chapitre premier étant consacré à l'anatomie du canal de Nück, nous exposerons dans le suivant la pathogénie et l'étiologie de ses kystes.

Dans le troisième chapitre, nous donnerons l'anatomie pathologique de cette affection et, dans le quatrième, sa symptomatologie.

Le diagnostic et le traitement feront l'objet des deux derniers chapitres.

Quant aux observations que nous avons pu recueillir, nous avons préféré les intercaler dans le texte au lieu de les rapporter toutes à la fin, pour bien mettre en relief le point important de chacune d'elles, au moment même où nous y faisons allusion.

Avant de commencer cette étude, nous sommes heureux d'adresser nos sentiments de vive reconnaissance à M. le professeur agrégé Siraud. Cet excellent maître nous a toujours accueilli avec bienveillance et nous a guidé de ses bons conseils. Qu'il daigne agréer l'hommage de notre profonde gratitude.

M. le professeur Laroyenne nous fait le grand honneur d'accepter la présidence de notre thèse : nous l'en remercions respectueusement.

DES KYSTES

DU CANAL DE NÜCK

ANATOMIE

Avant de donner une description du canal de Nück, nous devons d'abord exposer l'opinion des auteurs qui s'en sont occupés, les uns pour en nier l'existence, les autres pour la démontrer. Cet historique sera peut-être un peu fastidieux, mais la nature même de notre sujet nous oblige à le donner en détail.

Nück, en 1692, et avant lui Swammerdam, ont décrit les premiers ce prolongement du péritoine qui accompagne le ligament rond et qui se termine en cul-de-sac au sommet de la grande lèvre. Camper, après eux, admit que ce canal ne persiste qu'anormalement après la naissance ; il fit dans ce but trente-quatre dissections, qui lui donnèrent les résultats suivants : 26 fois le canal était complètement oblitéré, 4 fois on en voyait encore les vestiges, 3 fois, il était ouvert du côté gauche, et 1 fois du côté droit (thèse de Duplay, Paris, 1865).

En 1751, LECAT[1] trouve le canal de Nück sur une femme de quarante-six ans, il en donne même une courte description.

Puis, nous ne découvrons aucune recherche sur ce sujet jusqu'en 1817; c'est alors que J. CLOQUET[2], dans sa thèse, décrit un prolongement péritonéal, adhérent au ligament rond, qui a la plus grande analogie avec les dépendances de la tunique vaginale chez l'homme.

Quelques années après, SCARPA[3] nous parle d'une enveloppe celluleuse qui environne le ligament rond et qui, « autrefois, quoique mal à propos, était appelée canal de Nück ».

Un peu plus tard, SACCHI[4] dissèque trois fœtus du sexe féminin et trouve sur l'un d'eux « ce prolongement canaliculé ». Il admet que le canal de Nück peut persister longtemps après la naissance, et il cite, à l'appui de son assertion, l'opinion de Plater *(Praxeos med.)*, Bertrand *(Mémoire sur l'hydrocèle)*, Desault *(Journal de chirurgie)*, Monteggia *(Institut chirurg.*, t. VIII), Paletta *(Sull'idrocele delle donne)*. Il nous dit ensuite : « Warthon a trouvé à plusieurs reprises, sur le cadavre de jeunes enfants du sexe féminin, un petit canal d'un diamètre égal à celui d'une plume d'oie, long d'un demi-pouce environ, situé dans cette partie

[1] Lecat, *Transactions physiologiques*, t. XLVII, p. 222.

[2] Cloquet, *Recherches anatomiques sur les hernies de l'abdomen*, Paris 1817.

[3] Scarpa, *Opusculi di chirurgia*, vol. Ier, 1825.

[4] Sacchi, Mémoire sur l'hydrocèle chez la femme (*Archives de médecine*, 1831, t. 26, p. 374.)

de la fosse inguinale d'où sort le ligament rond de l'utérus. »

Il nous rappelle enfin que Wrisberg disséqua 200 cadavres « pour rechercher cette disposition du péritoine ; il en trouva 19, qui présentaient, soit des deux côtés à la fois, soit d'un seul, un canal qui se prolongeait de la cavité abdominale dans la région inguinale et dans l'épaisseur des grandes lèvres de la vulve, canal terminé en cul-de-sac, tapissé par un prolongement du péritoine et adossé au ligament rond ». Sacchi fit lui-même des recherches sur ce point sur 23 cadavres, mais il ne trouva pas une seule fois ce cul-de-sac péritonéal : loin d'en nier l'existence pour cela, il avoue simplement qu'il a été moins heureux que les auteurs dont il vient de citer l'opinion.

Georges Regnoli[1] en 1834, et Astley Cooper[2] en 1835, admettent encore le canal de Nück. Le célèbre chirurgien anglais en donne même une description à laquelle nos classiques n'ont rien à ajouter.

Jusqu'ici, tous les auteurs avaient confirmé par leurs recherches la découverte de Swammerdam et de Nück, quand, en 1837, parut dans le *Dictionnaire en trente volumes* (t. XV) un article de Velpeau qui s'exprime ainsi : « Le ligament rond de la matrice ne vient point, comme je l'avais cru avec tous les anatomistes, se perdre dans le sommet de la vulve. J'ai constaté, avec Thompson, que ce cordon s'arrête sur le pubis et dans

[1] Regnoli, *Archives de médecine*, t. V, p. 114.
[2] Cooper, *Œuvres chirurgicales*, p. 238.

la paroi postérieure du canal inguinal. Il suit de là que le péritoine ne se prolonge pas en cul-de-sac hors du ventre, comme chez l'homme. »

Les idées de Velpeau furent partout admises, même à l'étranger, et, en 1850, RAINEY[1] confirme encore son opinion.

Mais, en 1851, Broca décrivant, devant la Société anatomique de Paris, le sac dartoïque de la femme, nous donne la structure exacte des grandes lèvres. Il termine ainsi son exposé, renversant d'un coup toutes les idées de Velpeau : « Le point le plus important à noter, c'est que le ligament rond de l'utérus, après avoir perdu le plus grand nombre de ses fibres qui s'implantent sur le pubis et sur les piliers de l'anneau, s'engage dans le goulot du sac dartoïque et s'éparpille en plusieurs petits faisceaux blancs qu'on peut suivre jusque dans la grande lèvre. Chez le fœtus, l'extrémité inférieure de ce prolongement péritonéal qu'on appelle le canal de Nück, et qui accompagne le ligament rond, vient se terminer en cul-de-sac dans le goulot de la bourse membraneuse que je viens de décrire. »

L'année suivante, MORPAIN[2], dans sa thèse, et CRUVEILHIER[3], dans son *Anatomie descriptive*, se rangent à l'avis de Broca. Le grand anatomiste nous dit même que, pendant son séjour comme médecin à l'hôpital de la Salpêtrière, il a rencontré assez souvent le canal de

[1] Rainey, *Philosophical transactions of London*; t. CXL, 1850.

[2] Morpain, *Etudes anatomiques et pathologiques des grandes lèvres*, Paris 1852.

[3] Cruveilhier, *Anatomie descriptive*, 3e édition, p. 710.

Nück persistant chez les femmes les plus avancées en âge.

La question en était là quand parut, en 1865, la thèse de Simon Duplay [1], qui revient aux idées de Velpeau. Duplay admet, comme ce dernier, que le ligament rond s'arrête au-dessus de l'anneau inguinal externe, mais il se demande toutefois si le péritoine n'accompagne pas les vaisseaux et les nerfs de ce ligament jusque dans la grande lèvre, comme Morpain dit l'avoir vu.

Voulant éclaircir ce dernier point, il examine 21 fœtus de différents âges, depuis 4 à 5 mois jusqu'à la naissance et il avoue n'avoir jamais rencontré « le moindre vestige du prétendu canal de Nück ». Son ami Spiess, faisant les mêmes recherches sur 4 fœtus (2 à terme, 1 à 5 mois, l'autre à 7 mois), arriva au même résultat. Duplay nous expose ainsi ce qu'il a vu dans ses dissections: « Lorsqu'on a mis à nu l'ouverture externe du canal inguinal, on voit passer par cet orifice les vaisseaux du ligament rond, entourés par un tissu cellulaire fin, et se perdant dans la grande lèvre. Dans aucun cas je n'ai pu découvrir le moindre vestige d'une cavité séreuse à ce niveau ; j'ai pu disséquer les vaisseaux, les dissocier, les couper même complétement ; toujours j'ai pu m'assurer ensuite, même chez les sujets les plus jeunes, que je n'avais nullement intéressé le péritoine. D'autre part, en examinant du côté de l'abdomen, au niveau du point où le ligament rond pénètre dans les parois abdominales, on voit le péritoine recou-

[1] Duplay, *des Collections séreuses et hydatiques de l'aine*, Paris 1865.

vrir, en se déprimant légèrement, l'orifice supérieur du canal inguinal, pour se réfléchir immédiatement sur le ligament rond, qu'il entoure complètement. » Une seule fois, il trouve ce prolongement du péritoine et cette fois-là encore, il s'agissait d'un vieux sac herniaire.

Pour expliquer l'erreur des anatomistes, Duplay admet qu'ils ont tout simplement créé artificiellement le canal de Nück, ce qui est facile, soit en introduisant et en poussant un stylet par la fossette péritonéale, soit en tiraillant le tissu cellulaire qui environne l'orifice inguinal externe. « Toutefois, ajoute-t-il, je pense que pour nier l'existence du canal de Nück, il faudrait un plus grand nombre d'observations. »

L'opinion de Duplay fut probablement admise en France pendant longtemps, car on ne trouve jusqu'en 1878, dans notre littérature médicale, aucun auteur qui fasse objection à cette manière de voir. Mais il n'en fut pas de même à l'étranger : Zuckerkandl, en Allemagne, fait, en 1876, des recherches sur la persistance du canal de Nück et il le trouve 4 fois, dont 3 fois des deux côtés, sur 19 enfants de un à douze ans ; et Gaillard Thomas[1], en Amérique, constate que, chez les jeunes sujets, la tunique péritonéale des ligaments ronds se prolonge dans une partie du canal inguinal, constituant le canal de Nück.

La question est reprise en France en 1878, par Ch. Féré[2], dans une communication à la Société anatomi-

[1] Gaillard Thomas, *Maladies des femmes*, p. 87.

[2] Ch. Féré, *Bulletin de la société anatomique*, 1878, p. 58.

que : « Si je présente, nous dit-il, un exemple de cette disposition anatomique, ce n'est pas que je ne sois encore très convaincu qu'elle est tout à fait exceptionnelle, mais parce qu'on en a nié l'existence d'une façon presque absolue ; et je tenais à montrer qu'il est impossible de se méprendre.

Il s'agit d'une petite fille morte d'athrepsie dans le service de M. Parrot. Du côté gauche, en dehors du ligament rond, au moment où il pénètre dans la paroi abdominale, on voit une petite fossette à peine appréciable : si on fait glisser un peu en dehors et en haut le péritoine pariétal, la dépression disparait complètement. A droite, on voit sur le même point une dépression linéaire un peu concave en dehors, de 3 millimètres de long, dirigée obliquement de dedans en dehors et d'avant en arrière. Quand on tire un peu en dehors le ligament rond, le sillon s'élargit et on voit un petit orifice circulaire permettant l'introduction d'une sonde cannelée ordinaire qui, poussée doucement, pénètre obliquement jusqu'au bord inférieur du pubis ; si alors on tire un peu fort sur le ligament rond en même temps qu'on fait glisser en dehors le péritoine pariétal, la sonde remonte un peu, mais elle reste engagée dans une étendue de 23 millimètres... »

« Les dimensions de ce conduit ne permettent pas de supposer que ce soit un sac herniaire ; ce ne peut être qu'une disposition congénitale. »

Dans la même séance, M. Petit ajoute qu'il a vu un cas analogue chez une femme de seize ans ; le canal de Nück allait jusque dans la grande lèvre, son orifice supérieur aurait pu contenir aisément le petit doigt.

son trajet était absolument vide. Dans un autre cas, M. Petit trouve une hernie de l'ovaire qui s'était engagée peu à peu dans le canal resté perméable.

L'année suivante, Ch. Féré[1] nous donne un tableau statistique pour montrer la fréquence du canal de Nück. Il réunit dans le tableau ci-contre les résultats de 158 dissections cadavériques de petites filles d'un jour à treize ans, et, pour éviter toute objection, il ne compte comme complètement perméables que les conduits qui descendent au-dessous de l'anneau inguinal externe.

Cette statistique nous donne, comme résultats, 12 cas d'oblitération incomplète et 5 cas de perméabilité complète, ce qui fait 17 cas indiscutables dans lesquels on a trouvé le prolongement péritonéal, soit une proportion de 10.70 pour 100.

La thèse de Mourey[2], en 1882, ne fait pas faire un pas à la question. Il se contente de nous dire que l'existence du canal de Nück, niée par la plupart des anatomistes, est cliniquement reconnue par plusieurs chirurgiens.

Cependant, la discussion paraissait terminée depuis l'intéressante communication de Ch. Féré, quand parurent les travaux de Rabère[3], en 1883, et de

[1] Ch. Féré, Etudes sur les orifices herniaires et sur les hernies abdominales des nouveau-nés. (*Revue mensuelle de chirurgie*, 1879, p. 556.)

[2] Mourey, *des Kystes de la grande lèvre et de leur traitement par la ligature élastique*, Paris 1882.

[3] Rabère, *Essai sur la pathogénie des kystes séreux chez la femme*, Paris, 1883.

Tableau statistique de l'état du canal de Nück.

AGE	NOMBRE	OBLITÉRATION complète			OBLITÉRATION incomplète			PERMÉABILITÉ complète		
		Des 2 côtés	D	G	Des 2 côtés	D	G	Des 2 côtés	D	G
Jusqu'à 1 mois . . .	49	40	2	6	1	4	1	»	1	1
De 1 mois à 2 mois .	15	13	1	»	»	»	»	1	»	1
De 2 mois à 3 mois .	5	5	»	»	»	»	»	»	»	»
De 3 mois à 4 mois .	9	9	»	»	»	»	»	»	»	»
De 4 mois à 5 mois .	4	3	»	1	»	1	»	»	»	»
De 5 mois à 6 mois .	5	3	»	»	»	2	1	»	»	»
De 6 mois à 7 mois .	3	3	»	»	»	»	»	»	»	»
De 7 mois à 8 mois	4	4	»	»	»	»	»	»	»	»
De 8 mois à 9 mois .	3	3	»	»	»	»	»	»	»	»
De 9 mois à 10 mois.	3	3	»	»	»	»	»	»	»	»
De 10 mois à 11 mois.	1	1	»	»	»	»	»	»	»	»
De 11 mois à 12 mois.	8	8	»	»	»	»	»	»	»	»
De 12 mois à 18 mois.	8	8	»	»	»	»	»	»	»	»
De 18 mois à 2 ans. .	7	5	1	1	»	1	»	»	»	1
De 2 ans à 3 ans. . .	13	12	»	1	»	1	»	»	»	»
De 3 ans à 4 ans. . .	9	9	»	»	»	»	»	»	»	»
De 4 ans à 5 ans. . .	4	4	»	»	»	»	»	»	»	»
De 5 ans à 6 ans. . .	4	4	»	»	»	»	»	»	»	»
De 6 ans à 7 ans. . .	1	1	»	»	»	»	»	»	»	»
De 7 ans à 8 ans. . .	0	»	»	»	»	»	»	»	»	»
De 8 ans à 9 ans. . .	1	1	»	»	»	»	»	»	»	»
De 9 ans à 10 ans . .	1	1	»	»	»	»	»	»	»	»
De 10 ans à 11 ans. .	0	»	»	»	»	»	»	»	»	»
De 11 ans à 12 ans. .	0	»	»	»	»	»	»	»	»	»
De 12 ans à 13 ans. .	1	1	»	»	»	»	»	»	»	»
TOTAUX	158	141	4	9	1	9	2	1	1	3

Beurnier[1], en 1886. Ces deux auteurs, élèves du professeur Duplay, nous ramènent entièrement aux idées de leur maître, comme on peut en juger par la première des conclusions de Rabère : « L'anatomie démontre qu'il n'existe pas de prolongement du péritoine, ou canal de Nück, persistant chez la femme après la naissance, dans le canal inguinal. »

Nous trouvons encore la même opinion dans un travail de L. Picqué[2], qui élimine, comme peu fondée, l'existence du canal péritonéal chez la femme.

Toutefois, la même année, un interne de Paris, Reboul[3], présente à la Société anatomique un kyste qui était certainement « une simple dépendance du canal de Nück ». Et deux ans plus tard, Richelot[4] nous décrit un cas analogue, en affirmant que cette observation « ne lui laisse plus aucun doute sur la persistance du canal péritonéal ».

Enfin, en 1894, paraît la thèse de Berthelin[5], qui nous dit dans le premier paragraphe de ses conclusions : « Le canal de Nück, constant chez le fœtus, peut persister chez l'adulte dans une proportion de 15 à 20 pour 100. »

En résumé, nous devons conclure de cet historique

[1] Beurnier, *Ligaments ronds de l'utérus*, Paris 1886.

[2] L. Picqué, *Encyclopédie internationale de chirurgie* 1888, p. 785.

[3] Reboul. Tumeur kystique de la grande lèvre, fibro-myome du ligament rond et du canal de Nück (*Bulletin de la Société anatomique*, juillet 1888).

[4] Richelot, *Union médicale*, 1890, p. 457.

[5] Berthelin, *Essai sur l'hydrocèle chez la femme*, Paris.

que Velpeau et Duplay sont les seuls à avoir apporté des raisons sérieuses pour nier le prolongement inguinal du péritoine chez la femme. Tous les autres, pour la plupart élèves de ces deux maîtres, ont accepté leurs conclusions sans les discuter et surtout sans les vérifier.

Or, Velpeau rejette le canal de Nück parce que le ligament rond s'arrête sur le pubis, mais nous savons aujourd'hui que si, parmi les fibres du ligament rond, les unes se rendent à l'épine du pubis, « les autres, et ce sont les plus nombreuses, se perdent dans la couche cellulo-adipeuse du mont de Vénus et des grandes lèvres. » (Testut[1].)

Quant à Duplay, s'il n'a pas trouvé le canal de Nück sur les vingt-cinq cadavres qu'il a examinés à ce sujet avec Spiess, nous ne pouvons en conclure qu'une chose, c'est qu'il est tombé sur une mauvaise série : ce prolongement péritonéal ne persistant qu'un nombre de fois assez limité (10 à 15 pour 100), il a pu très bien arriver que Duplay ne le rencontrât pas dans un nombre aussi restreint d'observations.

Du reste, le professeur Duplay a dû changer d'opinion, car dans son *Traité de chirurgie*, paru en 1890, il avoue « qu'il ne faudrait pas nier la possibilité de la persistance du canal de Nück ». Et Broca affermit encore notre idée par ces lignes : « L'opinion à peu près unanime des auteurs anciens confirmée par les travaux récents de Zukerkandl et de Féré, est exacte : le canal de Nück existe. J'ai fait, sur ce point controversé, des dissections nombreuses, et j'ai fait voir en 1888, à

[1] Testut, *Anatomie descriptive*, t. III, p. 374.

M. le professeur Duplay, des préparations qui l'ont convaincu. » (Thèse de Berthelin[1].)

D'autre part, tous les anatomistes sont aujourd'hui d'accord sur cette question. Nous lisons dans TILLAUX[2] : « En s'engageant dans le canal inguinal, le ligament rond attire avec lui le péritoine, qui forme ainsi un petit canal, canal de Nück ».

CHARPY[3] a vu aussi « ce diverticule séreux, sorte de vaginale rudimentaire ». Il cite à l'appui de son assertion le cas de Ramonède, qui a donné le moule d'un canal de Nück, provenant d'une femme de soixante-cinq ans.

Nous ne prolongerons pas davantage cet historique, déjà bien long, et nous donnerons simplement, en terminant, le résultat de nos propres recherches.

Nous avons examiné à ce sujet vingt-trois cadavres, d'âge tout différent, et trois fois seulement nous avons trouvé le canal de Nück : dans ces trois cas, il se présentait de la façon suivante :

Petite fille de trois mois et demi. — Persistance du prolongement péritonéal à gauche ; canal étroit, permettant l'introduction d'une petite sonde dans une longueur de 2 centimètres.

Femme de quatre-vingt-deux ans. — Le canal persiste en entier du côté droit, largement ouvert, d'une longueur de 3 cm. 50, allant jusqu'au sommet de la grande lèvre, d'un diamètre suffisant pour permettre l'introduction du petit doigt.

[1] Berthelin, *loco citato*.

[2] Tillaux, *Anatomie topographique*, 9e édition.

[3] Charpy, *Organes génito-urinaires*, 1890, p. 221.

Femme de cinquante-neuf ans. — A gauche, le prolongement inguinal du péritoine accompagne le ligament rond dans une longueur de 2 cm. 50 ; son orifice est étroit, mais laisse passer une sonde de moyen calibre.

Si nous ajoutons cette modeste statistique à celles publiées par les auteurs que nous avons déjà cités, nous arrivons au chiffre total de 487 cadavres examinés dans le but de rechercher le canal de Nück. Sur ces 487 autopsies, le prolongement péritonéal a été trouvé 49 fois, c'est-à-dire dans le 10 pour 100 des cas. C'est évidemment là une proportion bien suffisante pour nous permettre d'affirmer que le canal de Nück existe, tout en avouant que sa persistance est une anomalie.

Du reste, le canal péritonéo-vaginal de l'homme, que personne n'a songé à nier, ne se rencontre guère plus fréquemment : RAMONÈDE[1] a fait, à ce sujet, 215 dissections cadavériques, et 32 fois seulement il a trouvé le prolongement du péritoine accompagnant le cordon dans le canal inguinal, c'est-à-dire dans une proportion de 15 pour 100 des cas.

Il y a donc analogie entre les deux sexes, et il ne peut exister de contestation dans l'un pas plus que dans l'autre.

Après avoir prouvé l'existence du canal de Nück et après en avoir montré la fréquence, nous devons dire maintenant comment il se développe et sous quel aspect il se présente le plus souvent.

[1] Ramonède, *le Canal vagino-péritonéal et la hernie étranglée chez l'adulte*, Paris, 1883.

Nous n'avons trouvé dans les traités d'embryologie aucune description bien nette du développement de ce prolongement péritonéal qui accompagne le ligament rond. Tourneux[1] nous dit que « le fœtus femelle du troisième mois possède un processus vaginal entièrement semblable à celui du mâle et également pourvu à son extrémité péritonéale d'une petite fossette (diverticule de Nück ».

Soulié[2] a observé sur des fœtus femelles une disposition sensiblement analogue à celle des fœtus mâles correspondants : il ne donne, par conséquent, qu'une seule description se rapportant aux fœtus masculins, mais qu'on peut appliquer aux fœtus féminins, en tenant simplement compte de l'analogie du *gubernaculum testis* de l'homme et du ligament rond de la femme. Nous citons textuellement cet auteur : « Le processus vaginal apparaît de très bonne heure, en même temps que le ligament inguinal de Kœlliker, dont il représente, en réalité, l'extrémité inférieure enclavée dans le canal inguinal. Il est parfaitement visible sur des fœtus mâles de 24 millimètres, mais le développement encore peu accusé à cette époque des parties voisines (muscles et aponévroses), ne permet guère d'en préciser les rapports. Nous commencerons donc notre description par un fœtus de 32 à 40 millimètres[3]. »

[1] Tourneux, *Précis d'Embryologie*, p. 279.

[2] Soulié, *Recherches sur la migration des testicules dans les principaux groupes de mammifères* (th. de Toulouse, 1895.)

[3] « Nous indiquerons les dimensions des fœtus humains, par une fraction dont le numérateur représente la longueur du vertex au coccyx, et le dénominateur du vertex au talon. »

« *Fœtus 32 à 40 millimètres* (décomposé en coupes transversales sériées, à raison de 28 coupes par millimètre). Le processus vaginal, dont le tissu cellulaire dense se continue sans transition avec celui du ligament inguinal, occupe toute la longueur du canal inguinal. Il s'étend sur une hauteur de 14 coupes, c'est-à-dire mesure environ un demi millimètre de long. Au niveau de son origine péritonéale, existe une légère fossette qu'on retrouve sur trois coupes.

« Les muscles de la paroi abdominale se comportent de la façon suivante en regard du processus : les muscles transverse et petit oblique, que l'on peut facilement suivre de haut en bas jusqu'à l'origine péritonéale du processus, accolent à ce niveau leurs extrémités inféro-internes, qui vont se fixer en dedans sur la gaine des droits, en décrivant en avant du processus une courbe à concavité interne. Le processus glisse au-dessous du bord inférieur des muscles transverse et petit oblique, auquel il est intimement uni, sans qu'on puisse, toutefois, reconnaître à ce stade s'il renferme, comme partie constituante, des fibres musculaires appartenant à ces deux muscles. Il traverse ensuite l'aponévrose du grand oblique, pour venir faire saillie dans le tissu cellulaire lache sous-jacent...

« *Fœtus 5 à 6 cm. 5* (environ 25 coupes par millimètre). On retrouve le processus vaginal sur 22 coupes et la cavité vaginale sur 11. Il n'est guère possible d'indiquer, d'une façon précise, la limite inférieure du processus vaginal, dont le tissu, après avoir franchi l'aponévrose du grand oblique, se continue sans ligne de démarcation accusée avec le tissu cellulaire lâche qui occupe les bourses.

« On rencontre des fibres musculaires striées à l'intérieur du gubernaculum, sur une hauteur de 6 coupes, à partir du fond de la cavité vaginale. Ces fibres musculaires, disposées autour d'un axe conjonctif, affectent en général une direction longitudinale et se continuent, inférieurement, vers la terminaison du gubernaculum, avec les muscles transverse et petit oblique fusionnés dans la paroi antérieure du processus...

« *Fœtus 10 cm. 5 à 14 cm. 5* (24 coupes par millimètre). La longueur du processus, évaluée d'après le nombre de coupes, serait de 4 millimètres, et la profondeur de la cavité vaginale de 1 millimètre ; mais les dernières coupes ont intéressé longitudinalement le processus et sa cavité, et, par suite, les mensurations précédentes nous paraissent au-dessous de la réalité. Il n'existe pas trace de fibres musculaires striées à l'intérieur du gubernaculum.

« Au niveau de son origine, le processus est en rapport, en dedans, avec l'artère épigastrique qui le croise obliquement, et, en avant, avec les bords inférieurs du transverse et du petit oblique fusionnés, qu'il englobe partiellement dans son épaisseur, sans que l'on puisse distinguer les fibres de l'un ou l'autre muscle, même en remontant la série totale des coupes. Les faisceaux du petit oblique sont toutefois de beaucoup les plus abondants. Plus bas, le processus glisse entre la gaine des grands droits en dedans et l'aponévrose du grand oblique en dehors, entraînant avec lui les bords inférieurs du transverse et du petit oblique, qui constituent en dedans et en dehors les deux faisceaux interne et externe du crémaster. Plus loin, enfin, le processus traverse l'aponévrose du grand oblique, manifestement perforée à son niveau, et se perd insensiblement dans le tissu cellulaire lâche des bourses. Le crémaster n'a pas encore franchi l'aponévrose du grand oblique.

« *Fœtus de 13 cm. 5 à 19 cm. 5.* — Le gubernaculum est entièrement dépourvu de fibres musculaires striées. Le petit oblique et le transverse se comportent comme chez le fœtus précédent.

« Chez des fœtus plus âgés, nous ne trouvons de même aucune fibre striée à l'intérieur du gubernaculum.

« Nous ajouterons que, sur des fœtus femelles, nous avons observé une disposition analogue à celle des fœtus mâles correspondants. C'est ainsi que, sur un fœtus femelle de 7 cm. 5 à 10 cm. 5, nous avons rencontré des fibres striées à l'intérieur du gubernaculum (ligament rond), sur une hauteur de 10 coupes au-dessus du fond de la cavité vaginale. Ces fibres disparaissent au moment où la lumière de la cavité vaginale entame, sur la coupe, plus complètement le gubernaculum...

« A l'origine, le gubernaculum apparaît comme formé par un tassement de petites cellules sphériques englobées dans un peu de matière amorphe, et le processus présente une composition analogue. Dans la suite, ce tissu dense du gubernaculum se transforme en tissu muqueux, et cette transformation se traduit à l'extérieur par une augmentation de volume sensible... Plus tard, au tissu muqueux succède un tissu fibreux. Le processus vaginal subit une évolution structurale sensiblement analogue. »

Connaissant le développement du conduit péritonéal, voyons maintenant sous quelle forme il se présente dans la plupart des cas. Comme on peut le rencontrer soit entièrement constitué, soit en partie oblitéré, nous choisirons évidemment comme type un des cas où le canal persiste dans toute sa longueur. Il sera toujours facile d'en déduire sous quelle forme il se présente quand il est partiellement obturé.

La meilleure description donnée sur ce sujet est assurément celle du Dr Berthelin[1] ; à l'exemple de nos prédécesseurs, nous la citerons *in extenso* :

« La direction générale du canal de Nück dépend de celle du ligament qu'il accompagne. Il est donc d'abord oblique de bas en haut et de dedans au dehors, jusqu'à l'anneau interne du canal inguinal. Là, il se coude brusquement, de façon à embrasser dans sa concavité la concavité des vaisseaux épigastriques et à se diriger obliquement de haut en bas et de dehors en dedans. Il se termine en bas en cul-de-sac, dans le goulot de la bourse fibreuse de la grande lèvre, nommée sac dartoïque par Broca. On voit donc que ce canal présente deux portions bien distinctes : l'une obliquement ascendante, l'autre obliquement descendante. En général, ces deux fonctions sont séparées l'une de l'autre par une cloison qui peut être complète, mais présente parfois aussi la forme d'un diaphragme d'optique, ou plus sou-

[1] Berthelin, *loco citato*.

vent la forme d'une valvule semi-lunaire à bords nets et tranchants. Cette disposition que Ramonède avait décrite chez l'homme, a été retrouvée et signalée chez la femme par Paul Berger, qui en a même fait un des signes caractéristiques de la hernie inguinale congénitale. De ces deux parties, la plus longue est située tout entière dans le canal inguinal et la partie supérieure de la grande lèvre. Elle a, en général, une forme ovalaire très allongée, plus encore que la seconde dilatation décrite chez l'homme par Ramonède, parce que le canal inguinal est, chez la femme, beaucoup plus étroit que chez l'homme.

« La première partie du canal est encore dans la cavité abdominale. Elle s'abouche directement dans la séreuse péritonéale, au niveau de ce que Ramonède a appelé le pli rétro-inguinal du péritoine. Ce pli, dont les dimensions varient entre 5 et 15 millimètres, voit ses extrémités se confondre insensiblement avec les parties avoisinantes de la séreuse. Son bord, mince et résistant, est exactement appliqué sur la séreuse, limitant ainsi une fente plus ou moins linéaire, qui est l'orifice du canal. Dans cette fente, on voit, par transparence, le ligament rond s'engager au bord interne, les vaisseaux épigastriques au bord externe. Dès que cette fente est franchie, on tombe dans une cavité infundibuliforme qui est la première partie du canal, beaucoup plus courte que la seconde, puisqu'elle ne mesure guère que 1 centimètre de longueur.

« En somme et schématiquement, le canal de Nück présente la forme d'un U renversé, à branches inégales, embrassant dans sa concavité l'anse des vaisseaux épigastriques. Un rétrécissement pouvant aller jusqu'à l'oblitération complète occupe le sommet de cet U et sépare deux dilatations, l'une intra-abdominale et infundibuliforme, l'autre intra-inguinale et plus ou moins ovalaire.

« Mais, de plus, si on fait une coupe du canal, perpendiculairement à sa direction, on voit qu'il a dans toute sa longueur la forme d'une gouttière, dont la concavité, tournée en arrière et en dedans, embrasse le ligament rond de l'utérus. Au moment où ce ligament se divise en trois faisceaux à sa partie inférieure, le processus péritonéal accompagne le faisceau labial. »

Berthelin ne nous parle pas de la longueur du canal et nous ne trouvons rien sur ce point dans les descriptions qu'en donnent les anatomistes. Seul, Ch. Féré[1] cite un cas où il avait 23 millimètres. Nos recherches personnelles nous ont donné à peu près le même résultat, mais ces mensurations ne sont pas assez nombreuses pour nous permettre d'établir un chiffre pouvant s'appliquer à la généralité des cas.

Nous terminerons ce chapitre en résumant ainsi nos idées :

1° La persistance du canal de Nück chez la femme adulte n'est pas la règle, mais on le trouve dans le 10 pour 100 des cas environ ;

2° Ce conduit a un développement embryologique analogue à celui du canal péritonéo-vaginal de l'homme ;

3° Il a la forme d'un U renversé, embrassant dans sa concavité l'anse des vaisseaux épigastriques.

[1] Ch. Féré, *loco citato*.

PATHOGÉNIE ET ÉTIOLOGIE

On comprend aisément que pour qu'un kyste du canal de Nück puisse se produire, il faut que ce conduit ne soit pas entièrement oblitéré; c'est là la première condition.

Il est vrai que si le prolongement péritonéal persiste en entier, il pourra être le point de départ d'une hernie congénitale; mais s'il s'oblitère en partie, s'il se forme un segment indépendant de la cavité péritonéale, il donnera lieu à une cavité kystique. C'est pourquoi *Lannelongue*[1], parlant d'une catégorie de kystes développés aux dépens d'une membrane séreuse isolée de la cavité principale, fait, à juste raison, rentrer dans cette classe les kystes du cordon spermatique de l'homme et l'hydrocèle chez la femme dérivant du péritoine. Il compare la persistance partielle du conduit péritonéo-vaginal chez l'homme à l'enclavement des portions du tégument externe qui donnent des kystes dermoïdes; il ajoute même que ces débris du canal sont l'origine des kystes du cordon, et il termine par cette phrase : « Nous observons quelque chose d'ana-

[1] Lannelongue, *Traité des kystes congénitaux*.

logue dans le sexe féminin : le diverticule péritonéal qui, chez le fœtus, constitue le canal de Nück, peut persister chez l'adulte et subir la transformation kystique, en donnant lieu à l'hydrocèle chez la femme. »

Il y a donc une analogie entre la pathogénie des kystes du cordon chez l'homme et les kystes du canal péritonéal chez la femme. Les auteurs classiques ont si bien vu les relations étroites qui existent entre ces deux tumeurs, qu'ils ne décrivent pas deux fois leur mode de formation ; la même description sert pour l'une et l'autre.

Voici ce que l'on trouve dans le *Traité de chirurgie* de Duplay et Reclus, à propos des kystes du cordon chez l'homme :

« Auguste Broca insiste aussi sur un prolongement tubulé qu'il a vu sur le cadavre dans de nombreuses dissections : la vaginale, peut-être un peu plus spacieuse, semble close ; mais si l'on examine de près, on voit en général en dedans du cordon, un diamètre de pertuis variable et où la sonde cannelée pénètre parfois jusqu'à l'anneau externe. » Ce canal doit être rapproché des « tunnélisations » ascendantes ou descendantes qui naissent sur des valvules semblables à celles qu'a décrites Ramonède.

« Enfin, ajoute Broca, Hans Sachs a souvent noté l'insinuation du feuillet séreux entre les éléments du cordon : le microscope révèle ces débris séreux avec cavité virtuelle au milieu des coupes transversales du cordon. Ces notions renferment toute la pathogénie des kystes du cordon. Que l'oblitération du canal péritonéal soit incomplète, qu'un segment de ce conduit ne se fusionne pas, une cavité isolée de la vaginale et de la séreuse abdominale persiste où du liquide s'accumule et le kyste est constitué : qu'une série d'altérations partielles s'échelonne, on aura ces kystes en chapelet dont on signale quelques observations; que les tunnélisations verticales se laissent distendre par la sérosité, et des poches se formeront qui pourront coïncider avec des kystes du conduit principal. »

Si nous appliquons ces notions pathogéniques aux kystes du canal de Nück, nous voyons qu'ils se forment de la façon suivante : par suite de l'oblitération incomplète du conduit péritonéal, une cavité close se trouve créée, un liquide séreux s'y accumule et le kyste est ainsi constitué.

On pourra maintenant se demander pourquoi, dans certains cas, l'oblitération du canal reste incomplète. Ch. Féré [1] nous en donne bien une explication, mais elle ne s'applique pas à l'espèce humaine. D'après lui, l'oblitération du conduit vagino-péritonéal est sous la dépendance de la station verticale ; seuls les animaux marchant à quatre pattes présentent ce canal ordinairement ouvert.

Cette raison n'est évidemment pas valable pour l'homme, puisque le conduit vagino-péritonéal s'oblitère le plus souvent avant la naissance. Nous sommes donc là en présence d'une de ces anomalies que la science ne peut que constater sans en donner aucune explication.

Dans d'autres cas, la pathogénie des kystes du canal

[1] Ch. Féré, *loco citato*.

de Nück peut être un peu différente, bien qu'ayant toujours pour origne l'oblitération partielle du conduit péritonéal. Dans ces cas, importants à connaître au point de vue du diagnostic, la tumeur se présente d'abord comme une hydrocèle congénitale réductible ; le canal a persisté en entier et sa lumière communique avec la cavité péritonéale.

Mais, à un moment donné, le conduit s'est oblitéré à son origine, au niveau de sa continuation avec le péritoine pariétal, et, dès lors, l'hydrocèle congénitale réductible est devenue une hydrocèle enkystée, un vrai kyste du canal de Nück irréductible.

Nous trouvons dans la thèse de Kerbiriou [1] un exemple bien net de cette variété pathologique : nous croyons utile de le citer en entier :

OBSERVATION I

Communication à la Société anatomo-clinique de Lille, par le Dr Adrien Besson.

(*Journal des sciences médicales de Lille*, 26 mars, 1898).

Le 16 février 1898, est amenée à l'hôpital Sainte-Eugénie, dans le service de M. le professeur Duret, salle Saint-Augustin, la nommée D... Julie, quarante-huit ans, ménagère. Elle habite la banlieue de Lille et nous arrive d'urgence avec le diagnostic de hernie inguinale étranglée.

L'on constate à la région inguinale droite une tumeur oblongue, du volume d'une petite orange, irréductible ; elle est à peine

[1] Kerbiriou, *sur les Kystes du canal de Nuck*, Paris, 1900.

douloureuse ; il n'y a pas de vomissements, pas de symptômes généraux, pas de fièvre ; la malade a encore été pendant la nuit à la selle : une intervention immédiate est donc différée. Mais l'examen nous avait amené à faire une découverte autrement importante, en nous révélant la présence d'une grosse tumeur abdominale médiane, dure, faisant corps avec l'utérus, l'interrogatoire nous apprenait que la malade perdait à peu près constamment du sang depuis six mois : le diagnostic de fibrome fut porté. Dès lors, l'importance de la hernie s'effaçait devant celle de la tumeur abdominale, et un second examen de la tumeur inguinale ayant fait porter le diagnostic de hernie épiploïque, la cure radicale ne devait être que le dernier épisode de l'intervention principale. Voici quels étaient les caractères de la tumeur inguinale : oblongue, du volume d'une petite orange, s'étendant obliquement de l'orifice inguinal externe à la partie supéro-externe de la grande lèvre correspondante, absolument irréductible, légèrement douloureuse, mate, offrant un certain degré de résistance, à peu près invariable dans les efforts de toux, absolument mobile sous la peau.

M. le professeur Duret pratiqua, le 1er mars, l'hystérectomie abdominale totale ; le fibrome pesait 2 kg. 650. Mais la laparotomie permit de constater que ni l'intestin, ni l'épiploon n'entraient dans la constitution de la tumeur inguinale ; bien plus, il n'existait aucun orifice continuant la cavité péritonéale dans le canal inguinal. L'opinion fut aussitôt émise qu'il s'agissait d'un kyste du canal de Nück. L'incision sous-ombilicale médiane fut prolongée en crosse jusqu'à l'orifice inguinal externe, et permit en effet d'apercevoir le kyste, s'étendant de la partie supéro-externe de la grande lèvre à l'orifice inguinal externe, où son extrémité supérieure était comme enclavée entre les piliers du canal. L'extirpation fut immédiatement pratiquée et la poche enlevée en totalité.

Reprenant l'interrogatoire de la malade, celle-ci nous donna alors les détails suivants :

Elle avait remarqué, il y a quatre ans, à la région inguinale droite, la présence d'une tumeur, tout d'abord de la grosseur d'une noisette, mais qui, progressivement, atteignit le volume d'un œuf de poule. Elle n'en ressentait aucune gêne, et, fait très intéressant, pendant les trois premières années, la tumeur disparaissait complètement dans la position horizontale, tandis qu'elle reparaissait aussitôt dans la position verticale. Il y a un an, après un coup reçu à ce niveau et un surmenage physique de plusieurs jours (par sa profession de lessiveuse), la malade ressentit de violentes douleurs dans la région inguinale et la tumeur devint douloureuse. Ces phénomènes inflammatoires se dissipèrent en une semaine ; mais depuis, la tumeur devint absolument irréductible et ne disparut pas dans le décubitus. Il y a trois semaines environ, les mêmes phénomènes inflammatoires se reproduisirent dans les mêmes circonstances, et c'est alors qu'après plusieurs taxis infructueux, le médecin appelé envoya la malade à l'hôpital Sainte-Eugénie, avec le diagnostic de hernie inguinale étranglée.

Le diagnostic de kyste du canal de Nück n'est pas ici douteux : l'enclavement de la partie supérieure entre les deux piliers, sa situation dans le trajet du canal inguinal, sa terminaison à la partie supéro-externe de la grande lèvre, sa forme ovoïde, sa rénitence, sa matité, son irréductibilité, son indolence, son défaut d'impulsion à la toux, ne permettent aucun doute. Fait extrêmement curieux et très important au point de vue du diagnostic, le kyste communiquait au début avec la cavité péritonéale, dans laquelle il se vidait par la position horizontale : c'était alors une hydrocèle irréductible, congénitale, le canal de Nück n'étant pas oblitéré à sa partie supérieure. Il y a un an, la tumeur ne se réduisit plus ; la fermeture de l'orifice supérieur s'était produite et l'hydrocèle était maintenant enkystée ; c'était un kyste du canal de Nück.

Les suites opératoires n'ont présenté aucun incident.

Passons maintenant à l'étiologie de ces kystes. Nous ne trouvons rien de bien précis à ce sujet dans les observations que nous avons pu recueillir : les chirurgiens, qui ont opéré des malades porteurs de cette affection, ne lui reconnaissent aucune cause bien nette ; quant aux malades elles-mêmes, elles l'attribuent parfois à un traumatisme, parce que ce dernier les a fait s'apercevoir indirectement de la tumeur dont elles étaient déjà atteintes depuis longtemps sans le savoir.

Les causes générales des maladies, telles que le tempérament, l'hérédité, le climat, ne paraissent avoir ici aucune influence. Il en est de même pour l'âge.

Nous trouvons cependant, dans la thèse du Dr Paul Narbonne[1], une statistique de Weckselmann et une autre de Coley, se rapportant à l'âge des sujets, mais elles nous montrent simplement que c'est de quinze à soixante ans, c'est-à-dire pendant la période de la vie génitale, que la femme est la plus sujette à cette affection.

Weckselmann, sur 45 cas, a trouvé :

1 cas à 6 mois ;
1 cas à 2 ans 1/2 ;
2 cas à 6 ans ;
1 cas à 9 ans ;
1 cas à 11 ans ;
3 cas à 15 ans ;
6 cas de 16 à 30 ans ;
6 cas de 30 à 40 ans ;
8 cas de 40 à 50 ans ;
12 cas de 50 à 60 ans ;
4 cas de 60 à 70 ans ;

[1] Narbonne, *Kystes du canal de Nück*. Paris, 1899.

Et Coley, sur 28 cas :

2 cas à 3 mois.
2 — de 10 à 20 ans.
9 — de 20 à 30 ans.
7 — de 30 à 40 ans.
7 — de 40 à 50 ans.
1 — à 50 ans.

Nous trouvons indiqués dans plusieurs observations le surmenage et les fatigues occasionnés par des travaux pénibles.

Dans certains cas, on signale la grossesse, la ménopause, comme causes de ces kystes. Mais n'est-ce pas là une simple coïncidence ? Ou plutôt n'est-ce pas parce qu'à ce moment les femmes s'examinent davantage, qu'elles découvrent leur affection, ignorée jusqu'alors? Une observation de Sacchi [1] semble bien confirmer cette opinion.

OBSERVATION II

Sacchi, Mémoire sur l'hydrocèle chez la femme (*Archives de médecine*, 1re série, 1831, t. XXVI).

Marie F.., âgée de soixante ans, d'une constitution débile, profession de domestique, entra à l'hôpital civil de Venise le 31 octobre 1827, pour une tumeur volumineuse qu'elle portait dans la région inguinale droite. Voici ce que la malade m'apprit sur l'origine et les progrès de cette tumeur. A l'âge de trente et un ans, elle devint enceinte pour la première fois et, pendant les efforts de l'acouchement, il parut dans l'aine droite une tumeur

[1] Sacchi, *loco citato*.

qui devait être très douloureuse et retarda beaucoup l'accouchement. Après la sortie de l'enfant, la sage-femme fit assez aisément disparaître la tumeur à l'aide de pressions modérées, et recommanda à la malade de porter un bandage, parce que, lui dit-elle, elle avait une hernie. Le conseil de la sage-femme fut suivi exactement. Depuis cette époque M. F. eut deux autres accouchements, sans que la hernie, toujours maintenue par le bandage, donnât lieu au moindre accident. Toutefois, la malade n'apportant pas toujours la même attention dans l'application de son bandage, il fallut qu'elle-même ou un chirurgien fît rentrer la tumeur. A cinquante-huit ans, M. F. commença à s'apercevoir que la tumeur n'était plus réductible et qu'il en restait toujours une partie très saillante malgré la présence du bandage. Depuis deux ans, elle s'était aperçue de cet accroissement de la tumeur quand, un jour, en montant l'escalier, chargée d'un fardeau, elle sentit la hernie sortir davantage, elle essaya inutilement de la réduire. Un chirurgien ne fut pas plus heureux et l'envoya à l'hôpital. Le chirurgien de garde pratique une saignée, topiques émollients sur la tumeur. Le lendemain, 1er novembre, j'observai la malade : tumeur énorme dans la partie supérieure de la région inguinale droite, irrégulièrement cylindrique, recouverte par la peau saine, indolente, mais rénitente. Elle se dirigeait en bas dans la direction du canal inguinal et occupait le tiers supérieur de la grande lèvre. Malade abattue, face pâle, rougeur des pommettes, langue blanche, nausée continuelle, vomissements de matières fétides, pas de selles depuis la veille ; ventre mou et indolore, pouls petit, fréquent, tumeur nullement douloureuse au toucher. La malade répondait difficilement aux questions; interrogée à plusieurs reprises sur le point de départ de la tumeur, la malade portait le doigt sur le milieu de celle-ci, et précisément au point où sort le ligament rond de l'utérus, conséquemment à l'anneau inguinal.

Il était inutile de tenter encore la réduction qui avait déjà échoué ; aussi fut-on unanimement d'avis de recourir à l'opération de la hernie, car chacun pensait à l'étranglement d'une hernie inguinale. Elle fut pratiquée immédiatement par Berlan; les téguments furent d'abord incisés dans toute l'étendue du diamètre longitudinal de la tumeur. Les couches sous-jacentes furent disséquées successivement et laissèrent à découvert une membrane lisse, assez épaisse, d'un blanc perlé, dont l'ouverture fut suivie de l'écoulement d'une grande quantité de sérosité jaunâtre : la cavité qui la contenait était parfaitement close dans toute son étendue et tapissée par une membrane lisse et polie. Ce sac membraneux adhérait à un cordon ligamenteux, qui se prolongeait dans la direction du diamètre longitudinal de la tumeur. L'évacuation du liquide fit disparaître aussitôt la presque totalité de la tumeur, à l'exception d'une portion située dans la portion inférieure du pli de l'aine. La cavité qui contenait le liquide fut remplie de charpie molle, maintenue par quelques compresses et un bandage en T.

Dans ce cas, les efforts de l'accouchement n'avaient évidemment pas produit la tumeur de toute pièce ; ils avaient eu simplement pour effet de rendre plus apparente l'affection dont la malade ne s'était jamais aperçue.

Somme toute, l'étiologie des kystes du canal de Nück nous échappe en grande partie. Le surmenage, la grossesse, la période de la vie génitale, ont peut-être avec eux quelque relation causale, mais c'est là encore un point obscur, qui demande, pour être élucidé, des recherches plus sérieuses.

ANATOMIE PATHOLOGIQUE

Nous admettrons, à l'exemple du Dr Narbonne[1], trois variétés de kystes du canal de Nück :

1° Kyste isolé, sans communication avec la cavité péritonéale ;

2° Kystes multiples, indépendants les uns des autres ou bien communiquant entre eux, mais formant toujours, dans leur ensemble, une ou plusieurs cavités closes ;

3° Kyste isolé ou kystes multiples, communiquant plus ou moins largement avec la cavité péritonéale.

Dans les deux premiers cas, nous avons affaire à des kystes irréductibles ; dans le troisième, au contraire, la réductibilité en fait des hydrocèles congénitales, la tumeur pouvant disparaître, soit spontanément par le simple décubitus, soit par la compression méthodique.

Passons maintenant à l'examen de la tumeur et de son contenu :

N'ayant pu examiner nous-même de kyste récemment enlevé, nous en empruntons la description ana-

[1] Narbonne, *loco citato*.

tomo-pathologique à un cas personnel du Dr Narbonne.

« *Examen de la tumeur et du pédicule.* — La poche, encore pleine de son contenu qui est nettement transparent, ressemble à la vessie natatoire d'un poisson. Elle a 10 centimètres de long, avec une grosse extrémité et une petite opposée se terminant presque en pointe.

« Quelques brides fibreuses forment un léger étranglement au milieu de la poche et la séparent en deux portions ; c'est au milieu de cet étranglement que s'insère le pédicule. Surchargé de graisse et gros comme le petit doigt, il a, sur la pièce que nous possédons, 3 cm 50 de long, et contient quelques vaisseaux sanguins. Il paraît comme tordu sur lui-même, et était couché sur la grosse extrémité de la poche.

« La poche vue à l'extérieur est rosée, transparente, peu épaisse par conséquent, sauf au niveau du pédicule où elle est chargée de graisse. Des artérioles et des veinules se dessinent nettement sur toute la paroi.

« Ouverte avec précaution, la tumeur fournit 68 centimètres cubes de liquide clair, transparent, jaune citrin. La poche, étalée et retournée comme un doigt de gant, est lisse et se présente uniquement comme tapissée par le feuillet péritonéal. L'examen histologique fit voir un épithélium pavimenteux comme revêtement. Au niveau du pédicule, la poche est plissée, et d'un point ombiliqué partent des replis rayonnés. Le léger étranglement, visible extérieurement, ne modifie en rien le revêtement interne de la poche, qui est identique à elle-même dans toute son étendue.

« *Analyse du liquide.* — Couleur : jaune citrin ; réaction : alcaline ; densité : 1021.83 ; matières organiques : 49.30 ; albumine totale : 45 70 ; peu de fibrine ; beaucoup de carbonates ; beaucoup de sodium ; traces de chaux et de potasse. »

Quant à la dimension des kystes, elle est très variable dans nos observations ; ils ont, en général, le volume d'un œuf de poule ; c'est à ce moment-là que les malades demandent le plus souvent une intervention. La quantité de liquide varie évidemment avec le contenant : dans les cas moyens, elle oscille entre 50 et 100 grammes. Ce contenu, d'ordinaire limpide, citrin, peut devenir lactescent, graisseux, même purulent.

De Castelnau[1] présenta un kyste des grandes lèvres du volume d'un œuf de poule, chez une femme de quarante ans, ayant débuté seize ans auparavant, qui contenait un liquide analogue à du miel.

Et Séveri[2] rapporte le cas d'un kyste à contenu formé par de la matière grasse, émulsionnée.

Hennig[3] a vu plusieurs cas de kystes cloisonnés.

Richelot[4] rapporte une observation personnelle, dans laquelle le kyste, formé de plusieurs diverticules, communiquait largement avec la cavité péritonéale. Cette observation se rapportant exactement à la troisième variété de kystes que nous avons admise au

[1] De Castelnau, *Bulletin de la Société anatomique*, 1845.

[2] Séveri, *Revista clinica*, n° 1, p. 18, 1873.

[3] Hennig, Ueber Hydrocele muliebris (*Revue des sciences médicales*, 1885, t. XXVI, p. 163)

[4] Richelot, *loco citato*.

début de ce chapitre, nous croyons devoir la citer *in extenso* :

OBSERVATION III

Richelot, *Union médicale*, 1890.

Une jeune fille de dix-neuf ans, Sophie V..., se présente le 10 octobre 1887, et me montre une petite tumeur inguinale du côté droit, qui dure depuis quatre ans et qui, dans la station verticale, vient faire saillie au sommet de la grande lèvre, se laisse réduire avec les doigts et disparaît complètement quand la jeune fille est couchée. A première vue, j'admets une hernie inguinale et je cède aux prières de Sophie V...., qui est venue avec la volonté bien arrêtée de subir une opération. Elle me raconte, en effet, qu'elle a dû se marier récemment, et qu'ayant fait à son fiancé l'aveu de cette infirmité légère, le mariage a été rompu. Elle veut être guérie et me prie avec insistance d'intervenir.

Opération le 15 octobre. La malade étant couchée et la tumeur spontanément réduite, j'incise la peau et je mets à nu un cordon fibreux qui ressemble à un sac étroit bien plus qu'au ligament rond, et qui va s'insérer vers le sommet de la grande lèvre. Je croyais tomber sur un sac inguinal ordinaire, mais cette prolongation me fait penser au canal de Nück ; il s'agit probablement d'une hernie congénitale.

Je lie le cordon fibreux au-dessus de la grande lèvre, je le coupe au-dessus du fil et je dissèque le bout supérieur, sans difficulté, jusque dans la profondeur du trajet inguinal. Ce bout supérieur est un canal communiquant avec le péritoine et de singulière conformation ; en y mettant un stylet, je touche d'abord à un cul-de-sac peu éloigné, comme si la communication n'existait pas. L'ayant fendu avec des ciseaux, *je trouve plusieurs diverticules et des cloisons incomplètes*, qui me rappellent la description du conduit péritonéo-vaginal chez l'homme, et ne me laissent aucun doute sur la persistance du canal de Nück. Enfin, ce stylet rencontre un fin pertuis et pénètre à toute profondeur; il est évident qu'un trajet si étroit n'a jamais donné passage à l'intestin ni à l'épiploon, et que la tumeur inguinale, qui rentrait si promptement et se dérobait à l'examen, était une hydrocèle réductible. J'enlève le sac tout entier. Dans la paroi postérieure du conduit, on voit se fondre les éléments du ligament rond.

Suture de la paroi au crin de Florence.

Sophie V..., se lève le dixième jour.

Nous trouvons une description bien spéciale de kystes multiples du canal de Nück dans l'observation suivante de Reboul[1]:

OBSERVATION IV (résumée).

Reboul, fibro-myome kystique du ligament rond
et du canal de Nück (*Société anatomique*, juillet 1888).

Mme X..., quarante-cinq ans, entre le 10 avril 1888, à l'hôpital Lariboisière, service de M. le Dr Périer. Règles toujours régulières. Trois enfants, le dernier il y a seize ans. Depuis son dernier accouchement, la malade éprouve une sensation douloureuse à la partie supérieure de la grande lèvre droite. Cette tumeur a augmenté peu à peu, occasionnant des douleurs irradiées dans le bassin et la cuisse correspondante.

A l'entrée de la malade, on constate que la grande lèvre droite est le siège à sa partie supérieure, au niveau de l'orifice externe du canal inguinal, d'une petite tumeur allongée de haut en bas, paraissant adhérente à l'orifice inguinal et se conti-

[1] Reboul, *loco citato*.

nuant dans la grande lèvre par un cordon noueux. La tumeur, du volume d'un œuf de pigeon, a une surface irrégulière, bosselée. Elle est dure et fluctuante par places. La pression entre les doigts est douloureuse, et cette douleur s'irradie dans le bassin et la cuisse droite. Légère impulsion dans les efforts, la toux. Pas de hernie.

Diagnostic : fibrome kystique de l'extrémité inguinale du ligament rond.

Opération le 1er mai. — M. Périer fait une incision oblique de haut en bas et de dehors en dedans, de 10 centimètres. Après dissection des lames celluleuses et aponévrotiques, on arrive sur une masse irrégulière, en partie kystique, mobile latéralement, mais se continuant en haut dans le canal inguinal et en bas dans la grande lèvre par un cordon fibreux. Le prolongement fibreux va s'insérer à la partie inférieure de la grande lèvre. En haut, la tumeur s'engage dans le canal inguinal ; en l'attirant en bas, on voit qu'elle se continue avec une membrane mince et transparente (canal de Nück). Excision de la tumeur ; sutures ; pansement au salol.

La pièce que nous présentons à la Société anatomique nous paraît être une tumeur fibro-kystique de l'extrémité inguinale du ligament rond. La masse principale forme une tumeur allongée, creusée d'un canal étroit, se continuant en haut avec le cul-de-sac péritonéal et le ligament rond, se rétrécissant ensuite et se terminant en bas en s'évasant sous la forme d'un éventail. Des kystes sont disposés autour de cette tumeur.

Ces kystes, entourant la tumeur proprement dite, sont situés sur les côtés et en arrière. Les latéraux, au nombre de deux, l'un à droite ou en dehors, l'autre à gauche ou en dedans, sont réguliers, unilobés ; ils s'insèrent à la partie supérieure de la tumeur au niveau de la continuation avec le canal de Nück. Ils sont piriformes, à sommet supérieur et à base inférieure arrondie. Le kyste droit contient un liquide clair, filant, légèrement teinté, et communique au niveau de son pédicule avec le canal de Nück. Le kyste gauche est un peu plus volumineux, ses parois sont plus épaisses ; il contient un magma blanchâtre renfermant des cellules adipeuses, des cristaux d'acides gras, des corps granuleux et des cellules épithéliales.

En arrière de la tumeur, on voit un prolongement s'insérant en haut au même niveau que les kystes latéraux, d'abord volumineux et formé de petits kystes isolés à contenu clair et citrin, diminuant un peu au-dessous de la tumeur pour former un cordon irrégulièrement arrondi, et s'insérant à la partie inférieure du pli génito-crural.

La tumeur que nous présentons nous paraît être développée aux dépens du ligament rond et du canal de Nück, la masse principale, formée de tissu conjonctif très vasculaire peut être considérée comme une hyperplasie de l'extrémité inguinale du ligament rond.

Les kystes situés autour de la tumeur ont probablement des origines différentes.

Le kyste droit ou externe, qui communique avec le prolongement du péritoine, est certainement une dépendance du canal de Nück. Le kyste gauche ou interne, à contenu sébacé, est indépendant du canal de Nück ; peut-être communiquait-il au début avec le prolongement du péritoine, et la transformation graisseuse de son contenu a peut-être coïncidé avec l'oblitération de son pédicule. Quant aux petits kystes isolés, situés en arrière de la tumeur et se continuant avec le cordon fibreux qui la fixait en bas au pli génito-crural, ils nous paraissent être des kystes séreux développés sous l'influence des frottements de la tumeur sur les plans profonds. Le développement des kystes latéraux est probablement dû à la même cause. Ces kystes, petits au début, simples dépendances du canal de Nück, sous forme de diverticules, se sont accrus progressivement sous l'influence des pressions, des frottements pendant la marche et des phénomènes d'accroissement de la tumeur.

Dans certains cas, la paroi externe du kyste est fortement adhérente aux parois du canal inguinal et au ligament rond, si bien que le chirurgien doit, en quelque sorte, sculpter la tumeur pour l'enlever. Georges Regnoli en rapporte un exemple bien net.

OBSERVATION V (résumée).

Regnoli. Sur l'hydrocèle chez la femme
(*Archives de médecine*, 1834, t. V, p. 114.)

Ilaria des Innocents, de Pise, âgée de onze ans, ayant toujours joui d'une bonne santé, vit, sans pouvoir l'attribuer à aucune cause, une tumeur dans l'aine gauche qui s'accrut vite et sans malaise.

Elle entra à la clinique le 17 juillet 1832. D'après l'apparition spontanée de la tumeur, son rapide développement (en vingt jours elle avait acquis le volume d'un œuf de poule), sa mollesse et son élasticité, sa forme allongée, sa situation entre le canal inguinal et la grande lèvre correspondante et surtout d'après sa transparence, j'ai jugé qu'il y avait une tumeur enkystée séreuse ou même une hydrocèle du ligament rond. Le liquide ne rentrait pas dans la cavité abdominale sous la pression la plus forte. La petite fille n'ayant jamais eu de hernie inguinale, j'ai exclu l'idée d'une hydrocèle dans un sac herniaire.

Dans ces conditions, je me décidai à opérer directement, comme on le fait pour les tumeurs enkystées en général. Le 19 juillet 1832, la malade, couchée comme pour l'opération de la hernie, je fais sur la portion moyenne de la tumeur une incision aussi longue que la tumeur elle-même. Après incision des lames aponévrotiques, j'arrivai à la face externe du sac, laquelle avait toute l'apparence de la face externe du péritoine : alors je pris avec les pinces une portion du sac vers l'extrémité inférieure, qui se trouvait en dehors de l'ouverture inguinale externe, je la coupai et l'enlevai : il s'était écoulé 3 à 4 onces d'un liquide limpide et inodore. M'apercevant que le reste du sac pouvait s'isoler avec facilité des parties voisines, j'en enlevai une partie *en laissant seulement la portion qui était renfermée dans le canal inguinal et celle qui adhérait au ligament rond.* J'introduisis facilement dans l'ouverture inguinale externe et dans le canal l'extrémité de mon index, et je remarquai deux vésicules très limpides, de la grosseur d'une noisette, que j'enlevai avec des ciseaux. Après quoi j'introduisis de la charpie dans la plaie, dans le but d'empêcher une rechute. Cicatrisation et guérison complète le 8 août.

SYMPTOMATOLOGIE

Nous grouperons tous les symptômes en trois grandes classes : signes physiques, signes fonctionnels, signes généraux.

1° **Signes physiques.** — La malade se présente avec une déformation de la région inguinale, variable suivant les dimensions de la tumeur. Celle-ci a tantôt le volume d'une noisette, tantôt celui du poing, tantôt celui d'une tête de fœtus de neuf mois, c'est-à-dire d'une circonférence de 14 pouces. Nous citons les trois observations qui donnent ces diverses dimensions, mais on trouve évidemment entre ces extrêmes toutes les variantes.

OBSERVATION VI (résumée).

Paletta (citée dans la thèse de Simon Duplay[1]).

Une femme portait dans l'aine gauche une tumeur ovoïde, lisse, à peine douloureuse et rénitente. Cette tumeur était située obliquement au-dessus de l'aine gauche et se terminait en bas à la partie supérieure de la grande lèvre de ce côté.

[1] Duplay, *loco citato*.

Plusieurs médecins pensèrent qu'il s'agissait là d'une hernie intestinale. En effet, quelques mois auparavant, on avait observé dans la même région une tumeur, *du volume d'une noisette*, que la compression faisait disparaître, et cette circonstance avait fait décider qu'il y avait déplacement de l'intestin. L'opération fut pratiquée et fit mettre à découvert un sac distendu par une énorme quantité de sérosité jaunâtre. En portant le doigt dans la partie supérieure de ce sac, on trouva son orifice ou l'anneau inguinal sensiblement dilaté et, pour peu qu'on pressât, l'extrémité du doigt pénétrait dans la cavité du ventre. Ce sac ouvert fut rempli de charpie. La cicatrisation s'opéra rapidement. Pas de récidive.

OBSERVATION VII (résumée).

Paletta (citée dans la thèse de Simon Duplay).

La tumeur située dans la grande lèvre gauche avait *le volume du poing*; l'épaisseur de ses parois ne permettait pas de juger si son contenu était de nature liquide ou solide; toutefois, la percussion donnait la sensation de l'existence d'un fluide. Incision suivant la longueur, issue d'une quantité abondante de sérosité jaunâtre, limpide. Au voisinage de l'anneau inguinal, l'instrument rencontre un petit corps dur qui n'était autre chose que la portion restante du ligament rond. Guérison.

OBSERVATION VIII (résumée).

(Scarpa, *Opusculi di chirurgia*, vol. Ier, Pavie, 1825 [1].)

Il s'agit d'une hydrocèle qui s'est présentée à M. Cairoli, chez une villageoise de trente-quatre ans. La tumeur datait de quinze

[1] Observation citée par Regnoli, *Archives de médecine*, 1834, t. 5, p. 120.

ans et avait augmenté lentement *jusqu'à égaler la tête d'un fœtus de neuf mois, c'est-à-dire de la circonférence de quatorze pouces ;* elle était souple, indolente, élastique, transparente à la lumière d'une chandelle. La tumeur avait la figure d'une poire munie d'un pédoncule d'un pouce de grosseur, implanté à l'extrémité de la lèvre gauche de la vulve On en fit la récision. La sérosité contenue dans la tumeur était du poids de 43 onces.

Le plus souvent piriforme, à grosse extrémité inférieure, légèrement oblique de haut en bas et de dedans en dehors, la tumeur présente l'aspect d'une hernie inguinale oblique externe. Elle est située au niveau de l'anneau inguinal externe, empiétant plus ou moins, suivant ses dimensions, sur le trajet du canal lui-même et à la partie supérieure de la grande lèvre. A son niveau, la peau ne présente aucun changement de coloration: pas d'ulcérations, pas de véinosités.

La tumeur est le plus souvent transparente ; cependant l'épaisseur de la poche peut la rendre opaque, bien que le contenu en soit tout à fait limpide. On ne peut donc rien conclure de cet examen, déjà difficile à pratiquer, à moins d'avoir un résultat nettement positif.

A la palpation, on sent une tumeur circonscrite, lisse, rénitente, mobile sous la peau, qui ne présente ni adhérences, ni augmentation de température.

La fluctuation est plus ou moins nette suivant la tension de la poche. A la pression, peu ou point de douleur, pas de réductibilité.

Ce dernier signe n'est cependant pas absolu : la tumeur peut être réduite dans tous les cas où la cavité kystique communique par un orifice assez large avec la cavité péritonéale. Parfois même la grosseur disparaît par le simple décubitus dorsal, pour reparaître aussitôt que la malade est debout. Nous avons vu un exemple de ce dernier phénomène dans l'observation déjà citée de Richelot et nous en trouvons un autre dans un cas de Fleming :

OBSERVATION IX (résumée).

Fleming, Cas d'hydrocèle chez une femme ; hydrocèle enkystée du ligament rond (*Gazette médicale*, p. 121, 1855).

C. R..., âgée de trente à trente-deux ans, s'adressa à M. Fleming pour un bandage herniaire, le 19 juin 1852.

A l'examen, M. Fleming reconnut toutes les apparences d'une hernie inguinale. La tumeur avait apparu six mois auparavant. Elle ne pouvait l'attribuer à aucune cause spéciale ; *elle disparaissait dans la position horizontale ;* pas de malaise abdominal ; fonctions de l'intestin régulières.

La tumeur remplissait et distendait le canal inguinal ; de forme cylindrique, un peu plus large en bas qu'en haut, de la grosseur d'un œuf d'oie, tendue, fluctuante, elle était poussée en avant pendant les efforts de toux, qui lui imprimaient une secousse en masse.

Diagnostic. — Hydrocèle enkystée du ligament rond.

La ponction donna 6 à 8 onces d'un liquide ayant tous les caractères de celui qu'on trouve dans l'hydrocèle ordinaire de la tunique vaginale. La tumeur disparut complètement et on put sentir les deux anneaux abdominaux interne et externe agrandis ; le canal était presque effacé tant ils étaient rapprochés.

Quelques jours après, le liquide se reproduisit. M. Fleming fit alors une seconde ponction, suivie d'une injection iodée. Tout se passa comme chez l'homme. La tumeur se solidifia et la malade partit guérie.

Cette réductibilité, très nette au début de l'affection, peut même disparaître à un moment donné; nous en avons cité deux exemples dans les observations d'Adrien Besson et de Sacchi [1].

Si, maintenant, on fait tousser la patiente, le doigt placé au niveau de l'anneau inguinal externe, on sent une impulsion de toute la masse [2], plutôt qu'une descente véritable comme dans les cas de hernie.

A la percussion, on a un son mat dans toute l'étendue de la tumeur. Si l'on trouve de la sonorité à la partie supérieure, on doit immédiatement penser à une hernie concomitante et en vérifier l'existence.

2° **Signes fonctionnels.** — Au point de vue subjectif, nous ne trouvons pas de phénomènes douloureux bien marqués. Les malades se font opérer parce que la tumeur les gêne pour s'asseoir, comme dans l'observation suivante d'Ingersoll, tantôt pour être délivrées d'une infirmité, qui, bien que légère, leur cause des ennuis d'ordre social, comme dans le cas déjà cité de Richelot [3].

OBSERVATION X (résumée).

(Ingersoll, *Annales de gynécologie*, t. XVIII, p. 155, 1882.)

Femme âgée de vingt-deux ans, enceinte de deux mois. La tumeur avait paru deux ans auparavant, vers l'époque de ses

[1] Observation I et II.

[2] Voir, à ce sujet, l'observation IX, de Fleming.

[3] Voir l'observation III.

règles, après un exercice exagéré et un refroidissement. Une quinzaine avant de voir Ingersoll, la malade avait constaté une augmentation dans le volume de la tumeur, qui n'était que peu douloureuse, *mais la gênait pour s'asseoir*; elle la croyait pleine d'eau.

Tumeur irréductible, de 4 centimètres de longueur, sans rougeur ni induration circonvoisines, pleine d'un liquide transparent.

Ingersoll fit une incision de 3 millimètres de long sur la partie déclive de la tumeur, et fit ainsi sortir 75 grammes d'un sérum limpide.

Injection phéniquée.

Les troubles fonctionnels sont à peu près nuls; la cliente de Cairoli[1] portait sa tumeur depuis quinze ans, et elle avait atteint le volume d'une tête de fœtus à terme, sans qu'elle en éprouvât une gêne considérable.

3° **Signes généraux**. — On ne trouve pas ordinairement de symptômes généraux. Toutefois, quand le contenu du kyste devient purulent, les malades présentent un état qui rappelle celui de la hernie étranglée. Un exemple nous vaudra mieux que toute description.

OBSERVATION XI[2] (résumée).

(Chiari, *Wiener medicin. Blatt.*, 1879.)

Une femme de quarante-quatre ans dit avoir vu, il y a six semaines, en soulevant un fardeau, apparaître une tumeur dans la

[1] Voir observation VIII.

[2] Observation citée dans la thèse du Dr Berthelin.

région inguinale droite. Cette tumeur, de la grosseur d'un œuf de pigeon, n'incommodait pas la patiente. Mais, à la suite d'une toux opiniâtre, elle devint douloureuse. En même temps, *malaise, nausées, constipation absolue, pouls petit et fréquent.*

L'opération fit découvrir une poche contenant un liquide jaune puriforme.

Drainage. Guérison.

Nous dirons, en terminant, que la marche de cette affection est insidieuse. La tumeur ne s'accroît que lentement, mettant des mois et parfois des années à atteindre le volume d'un œuf de poule. Le liquide qu'elle contient peut rester limpide, citrin, ou présenter, à un moment donné, la transformation purulente, graisseuse, comme nous l'avons indiqué à propos de l'anatomie pathologique.

DIAGNOSTIC

Après ce que nous venons de dire sur la symptomatologie des kystes du canal de Nück, le diagnostic en paraît très facile, au moins dans les cas où aucune complication ne peut nous égarer. C'est bien ce que pense Weckselmann, quand il nous dit: « En général, le diagnostic est facile et sûr, chaque fois que l'hydrocèle n'est pas réductible et ne suppure pas. On peut considérer comme étant une de ces tumeurs, toute grosseur du pli de l'aine ou de la grande lèvre, ayant la forme d'une poire ou d'un œuf, qui est élastique, fluctuante, transparente, et dont le volume ne varie pas ou varie peu sous l'influence de la pression abdominale. La constatation de la présence derrière la tumeur d'un cordon de volume variable, pouvant être suivi vers le canal inguinal d'une part, vers la grande lèvre de l'autre, vient encore appuyer le diagnostic[1]. »

Comment se fait-il donc que la plupart des chirurgiens fassent des erreurs à propos d'une affection dont le diagnostic semble si facile? C'est tout simplement

[1] Citation prise dans la thèse du Dr Kerbiriou.

parce qu'ils n'y pensent pas. Plus une affection est rare, moins on y songe ; et, dans le cas présent, la tumeur joint à sa rareté une ressemblance trompeuse avec une affection très fréquente, la hernie inguinale. Aussi voyons-nous, dans nos observations, que les chirurgiens ont souvent opéré des kystes, croyant avoir affaire à une hernie.

Donnons, en quelques mots, les caractères différentiels qui nous permettront d'éliminer les affections ayant quelques ressemblances avec les kystes du canal de Nück.

1° *Hernie non étranglée.* — Si la tumeur est irréductible, on peut avoir affaire à une épiplocèle ayant contracté des adhérences. La palpation pourra alors nous renseigner, l'épiplocèle étant molle et pâteuse, le kyste rénitent, élastique, fluctuant. La transparence de ce dernier pourra trancher définitivement la question.

La tumeur est-elle réductible, nous pouvons encore être en présence d'une épiplocèle ou d'une entérocèle. Nous venons de dire comment on différencie le kyste de l'épiplocèle. Quant à l'entérocèle, elle nous donnera de la sonorité à la percussion, tandis que le kyste nous donnera un son mat ; une fois réduit, le kyste se reproduira de bas en haut, la hernie de haut en bas ; enfin, cette dernière seule présentera du gargouillement.

2° *Kystes de la glande vulvo-vaginale.* — Leur siège les différencie suffisamment. Tandis que les kystes du canal de Nück sont situés à la partie supérieure et externe de la grande lèvre, ceux de la glande vulvo-vaginale se développent dans sa partie inférieure et interne ; les premiers font saillie à l'extérieur, les seconds dans la paroi vaginale.

3° *Ovaire hernié kystique.* — Ici, la tumeur est en général plus volumineuse, augmentant de dimensions au moment des règles. La pression, à son niveau, détermine une sensation toute spéciale, qu'on ne trouve jamais dans les cas de kystes.

4° *Un diverticulum de la vessie.* — Il suffira de faire uriner le malade ou de vider sa vessie par le cathétérisme pour voir disparaître aussitôt la tumeur inguinale.

5° *Un lipome.* — Le diagnostic entre le lipome et le kyste peut être parfois très difficile. Cependant nous pensons qu'il suffit d'être prévenu de cette cause d'erreur pour l'éviter. La transparence du kyste et, en dernier ressort, la ponction exploratrice trancheront toute hésitation.

6° *Tumeurs solides du ligament rond et, en particulier, les fibromes.* — Nous avons alors des douleurs irradiées du côté des lombes et de la cuisse correspondante, douleurs spontanées et à la pression, qu'on ne retrouve pas quand il s'agit de kyste.

7° *Hernie étranglée.* — Le diagnostic entre la hernie étranglée et le kyste suppuré est souvent très difficile. Le tableau de ces deux affections ne présente parfois aucune différence, comme on peut en juger par l'observation suivante que nous empruntons au Dr Berthelin (thèse de Paris, p. 77, 1894).

OBSERVATION XII (résumée).

(Theilhaber, résumée dans Wechselmann.)

Kyste suppuré du canal de Nück.

Une cuisinière de quarante-deux ans, n'ayant jamais eu de hernie, vit se former, sans cause apparente, une tumeur dans la région inguinale droite. En trois semaines, cette tumeur atteignit le volume d'un œuf d'oie. Elle était mate à la percussion. Les essais de réduction étant demeurés infructueux, *la constipation restant opiniâtre malgré les purgatifs et les lavements, le ventre et la tumeur étant devenus fort douloureux*, on supposa qu'il s'agissait d'une hernie inguinale et l'on fit la kélotomie. La poche étant ouverte, il s'échappa une grande quantité d'un liquide trouble, contenant beaucoup de flocons. Ce liquide était contenu dans une poche divisée elle-même en cinq compartiments communiquant entre eux.

Pas d'intestin dans la poche. Guérison.

Comment peut-on par l'examen de la tumeur diagnostiquer si le kyste est bien formé aux dépens du canal de Nück ?

Nous savons que les kystes des grandes lèvres peuvent avoir pour siège, outre le canal de Nück, un vieux sac herniaire déshabité ou encore une bourse séreuse accidentelle. Dans le premier cas, la malade a eu auparavant une hernie dont le sac s'est en partie oblitéré, formant ainsi une cavité kystique. Dans le second cas, la malade a porté pendant longtemps un bandage herniaire qui par frottement a développé une bourse séreuse. Si donc la malade n'a jamais eu de hernie, n'a jamais porté de bandage herniaire, nous pourrons affirmer que le kyste est bien développé dans le canal de Nück ; dans le cas contraire, l'opération radicale seule pourra nous donner le siège exact de la tumeur.

Vidal de Cassis[1] nous parle bien d'une autre variété de kystes, qu'il présente comme une bourse muqueuse, développée par le frottement chez les femmes qui « par goût, par passion ou par métier, ont souvent usé du coït », mais cette assertion n'est pas contrôlée par un nombre de faits suffisants pour que nous y attachions quelque importance.

Disans en terminant que le pronostic des kystes du canal de Nück est bénin ; toutefois ils n'ont aucune tendance à disparaître spontanément ; le plus souvent même ils vont en augmentant de volume et passent parfois à la suppuration.

[1] Vidal de Cassis, *Pathologie externe*, 1845, t. V, p. 737.

TRAITEMENT

Citons pour mémoire : les résolutifs, la ponction simple, la ponction avec compression de la poche, le séton, l'incision sans réunion immédiate. On a même abandonné aujourd'hui la ponction suivie d'une injection iodée ; on préfère, avec raison, à tous ces traitements qui sont douloureux et qui n'ont rien d'absolument sûr, l'extirpation pure et simple de la tumeur. L'antisepsie a mis cette opération à la portée de tous, et on l'applique aujourd'hui à tous les cas, indifféremment.

Nous ne croyons pas utile de la décrire en détail : on la trouvera mieux exposée dans les traités de médecine opératoire que nous ne pourrions le faire nous-mêmes. Nous dirons seulement, en terminant, que l'opération radicale met à l'abri de toute récidive, tout en n'offrant aucun dànger.

CONCLUSIONS

I. Le canal de Nück disparaît normalement dans les derniers mois de la vie intra-utérine, mais il peut persister jusqu'à l'extrême vieillesse.

III. Son existence a été rencontrée dans environ 10 pour 100 des cas.

III. L'oblitération incomplète du prolongement inguinal du péritoine est la condition nécessaire de la formation des kystes du canal de Nück.

IV. La cause déterminante de ces kystes nous échappe la plupart du temps.

V. Ils peuvent être simples ou multiples, communiquant ou non avec la grande cavité péritonéale.

VI. Ils se présentent, en général, sous l'aspect d'une tumeur piriforme, rénitente, mate, le plus souvent irréductible, d'une fluctuation assez nette, mais d'une transparence difficile à constater.

VII. Le contenu de la tumeur est ordinairement

limpide, citrin, mais il peut devenir graisseux ou purulent.

VIII. Le diagnostic des kystes du canal de Nück est difficile, par suite de leur rareté et de leur ressemblance avec une affection beaucoup plus fréquente : la hernie inguinale ou le lipome de la grande lèvre.

IX. L'extirpation est le seul traitement qui mette à l'abri des récidives.

BIBLIOGRAPHIE

BERTHELIN, Essai sur l'hydrocèle chez la femme (thèse de Paris, 1894).

ADRIEN BESSON, Communication à la Société anatomo-clinique de Lille (Journal des sciences médicales de Lille, 26 mars 1898).

BEURNIER, Ligaments ronds de l'utérus (thèse de Paris, 1886).

BROCA, Communication à la Société anatomique, 1851.

DE CASTELNAU, Bulletin de la Société anatomique, 1845.

CHARPY, Organes génito-urinaires, 1890.

CHIARI, Wiener medicin. Blatt., 1879.

J. CLOQUET, Recherches anatomiques sur les hernies de l'abdomen (thèse de Paris, 1817).

ASTLEY COOPER, Œuvres chirurgicales, 1835.

CRUVEILHIER, Anatomie descriptive.

DUPLAY, des Collections séreuses et hydatiques de l'aine (thèse de Paris, 1865).

— Traité de chirurgie.

CH. FÉRÉ, Bulletin de la Société anatomique, 1878.

— Etudes sur les orifices herniaires et sur les hernies abdominales des nouveau-nés (Revue mensuelle de chirurgie, 1879).

FLEMING, Gazette médicale, 1835.

HENNIG, Ueber hydrocele muliebris (Revue des sciences médicales, 1885).

Ingersoll, Annales de gynécologie, 1882.

Kerbiriou, sur les Kystes du canal de Nück, Paris, 1900.

Lannelongue, Traité des kystes congénitaux.

Lecat, Transactions physiologiques, 1751.

Morpain, Études anatomiques et pathologiques des grandes lèvres (th. de Paris, 1852).

Mourey, des Kystes de la grande lèvre (th. de Paris, 1882).

Narbonne, Kyste du canal de Nück (th. de Paris, 1899).

Petit, Bulletin de la Société anatomique, 1878.

L. Picqué, Encyclopédie internationale de chirurgie, 1888.

Rabère, Essai sur la pathogénie des kystes séreux chez la femme (th. de Paris, 1882).

Ramonède, le Canal vagino-péritonéal et la hernie péritonéo-vaginale chez l'adulte (th. de Paris, 1883).

Rainey, Philosophical transactions of London, 1850.

Reboul, Bulletin de la Société anatomique, juillet 1888.

Regnoli, Archives de médecine, 1834.

Richelot, Union médicale, 1890.

Sacchi, Mémoire sur l'hydrocèle chez la femme (Archives de médecine, 1831).

Scarpa, Opusculi di chirurgia, 1825.

Séveri, Revista clinica, 1873.

Soulié, Recherches sur la migration des testicules dans les principaux groupes de mammifères (th. de Toulouse, 1895).

Testut, Anatomie descriptive.

Gaillard Thomas, Maladies des femmes, 1876.

Tillaux, Anatomie topographique.

Tourneux, Précis d'embryologie.

Velpeau, Dictionnaire en 30 volumes, t. XV.

Vidal de Cassis, Pathologie externe, 1845.

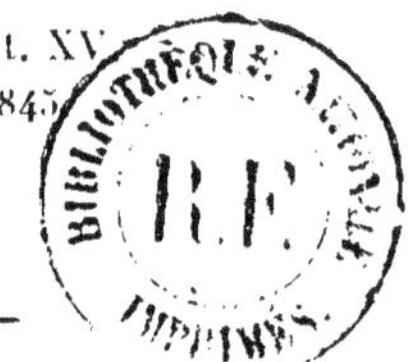

TABLE

Lyon. — Imp. A. REY, 4, rue Gentil. — 25264.

www.ingramcontent.com/pod-product-compliance
Lightning Source LLC
LaVergne TN
LVHW020044170826
845678LV00001B/418

9782329689104